Isaie Ncogoza
Protais Munyarugamba
Kaitesi Mukara Batamuliza

Avaliação das Complicações da Adenotonsilectomia nos Hospitais do Ruanda

Isaie Ncogoza
Protais Munyarugamba
Kaitesi Mukara Batamuliza

Avaliação das Complicações da Adenotonsilectomia nos Hospitais do Ruanda

ScienciaScripts

This book is a translation from the original published under ISBN 978-613-3-99004-3.

Publisher:
Sciencia Scripts
is a trademark of
Dodo Books Indian Ocean Ltd. and OmniScriptum S.R.L publishing group

120 High Road, East Finchley, London, N2 9ED, United Kingdom
Str. Armeneasca 28/1, office 1, Chisinau MD-2012, Republic of Moldova, Europe
Printed at: see last page
ISBN: 978-620-8-06998-8

Índice

Dedicação

À minha querida esposa Marie Mediatrice UMUBYEYI,

Aos nossos filhos SHEMA N. Charly e NTWALI N. Audric,

Este trabalho é dedicado.

Agradecimentos

Antes de mais, a minha gratidão ao meu orientador, **Dr. Protais MUNYARUGAMBA**, por ter aceite orientar esta dissertação.

Tive a sorte de ter uma co-orientadora, **a Dra. MUKARA KAITESI Batamuliza**, cujo conhecimento profundo da cirurgia ORL e a sua capacidade de responder a perguntas de forma muito precisa foram sempre de grande apoio. Quero também agradecer-lhe pela sua disponibilidade para reforçar o programa de pós-graduação em Otorrinolaringologia, Cirurgia de Cabeça e Pescoço na Universidade do Ruanda.

Os meus agradecimentos especiais vão para os **Drs. Rajab MUGABO, JEFF OTITI, ALAA Galal, Augustin SENDEGEYA, que** me ajudaram a continuar com os vossos conselhos e bons exemplos ao longo do meu percurso de formação em otorrinolaringologia. Não posso esquecer o vosso esforço no início do programa de pós-graduação no Ruanda. O que quer que eu fizesse, estava ansioso por calçar os seus sapatos. Muito obrigado.

Agradeço à **Associação Alemã de Otorrinolaringologia** pela vossa contribuição para o reforço do programa de pós-graduação em Otorrinolaringologia no Ruanda.

Quero também agradecer a todos os meus colegas e ao pessoal cirúrgico, aos estudantes de medicina e às enfermeiras. A sua ajuda em várias ocasiões é reconhecida com gratidão.

Por último, mas não menos importante, agradeço à minha família pelo seu apoio constante ao longo de todos estes anos.

Para todos vós, obrigado!

ABREVIATURAS

ENT : Ear Nose and Throat

UTHK : University Teaching Hospital of Kigali

UTHB : University Teaching Hospital of Butare

KFH : King Faisal Hospital

OSA : Obstructive Sleep Apnea

SDB : Sleep Disordered Breathing

COM : Chronic otitis media

USA : United States of America

GA : General Anesthesia

CO2 : Carbone dioxide

KTP : Potassium titanyl phosphate

NSAID : Non Steroid Anti Inflamatory Drug

NPTA : National Prospective Tonsillectomy Audit

UK : United Kingdom

NUR : National University of Rwanda

ICU: Intensive care Unit

ATB : Antibiotic

EBL : Estimated Blood Loss

Iv : Intraveinous

RESUMO

Antecedentes: A adenotonsilectomia está entre as operações cirúrgicas mais comuns realizadas pelos otorrinolaringologistas. As suas complicações, especialmente a hemorragia pós-operatória, continuam a ser o foco de controvérsias em todo o mundo. No entanto, pouco se sabe nos países em desenvolvimento e nenhum no Ruanda.

Objectivos: O objetivo deste estudo foi avaliar as complicações da adenotonsilectomia em hospitais de referência do Ruanda.

Pacientes e Métodos: Este estudo observacional prospetivo e descritivo foi realizado entre julho de 2013 e janeiro de 2014 no UTHK, UTHB e KFH. Incluiu pacientes submetidos à adenotonsilectomia. Foram registadas informações sobre a idade do paciente, sexo, indicação cirúrgica, técnica, complicações, tratamento e permanência hospitalar.

Resultados: Foram incluídos no estudo 137 doentes. 60,6% eram do sexo masculino e a maioria eram crianças com menos de 15 anos. A principal indicação foi SDB, que representou 51,1%. A dissecção a frio foi a técnica utilizada para a amigdalectomia em 100% dos casos e a hemostasia foi realizada principalmente por meio de compressão com swabs. A amarração e a diétermia bipolar foram utilizadas em 4,4% e 16,8%, respetivamente. A incidência global de complicações foi de 6,6%, com uma taxa de hemorragia reacional de 1,5% e uma taxa de obstrução das vias aéreas no pós-operatório de 0,7%. As complicações menores incluíram má absorção oral em 2 pacientes (1,5%), otalgia referida em 1,5%, desidratação em 1 paciente (0,7%) e infeção da ferida em 1 paciente (0,7%). O retorno ao centro cirúrgico ocorreu em 1 paciente (0,7%), 1 paciente (0,7%) foi internado na UTI e os demais casos de complicações foram tratados conservadoramente. A média de permanência hospitalar foi de 26,33 horas.

Conclusão: O nosso estudo encontrou uma baixa incidência de complicações de adenotonsilectomia em hospitais de referência do Ruanda.

CAPÍTULO I. INTRODUÇÃO GERAL

1.1. Introdução

Em todo o mundo, a cirurgia das amígdalas e adenóides é um dos procedimentos cirúrgicos eletivos mais realizados pelos cirurgiões otorrinolaringologistas [1]. Todos os anos, cerca de 530.000 amigdalectomias com ou sem adenoidectomia são realizadas nos EUA, especialmente em crianças com menos de 15 anos [2]. Este procedimento cirúrgico, com origem na antiguidade, tem vindo a evoluir ao longo dos tempos, nomeadamente em termos de novas técnicas e orientações de indicação definidas, com o objetivo de reduzir a morbilidade e mortalidade associadas à adenoamigdalectomia [1]. Apesar desse progresso, ela ainda está associada a algumas complicações e a mortalidade relatada na literatura varia entre 1 em 16.000 e 1 em 35.000 casos, principalmente devido à AG ou hemorragia [3]. A hemorragia pós-operatória representa a potencial complicação grave e pode ocorrer de forma precoce/primária, antes das 24 horas de pós-operatório, ou secundária, quando ocorre após as 24 horas, especialmente 7 a 10 dias de pós-operatório [4]. Outras fontes de morbidade incluem dificuldades respiratórias devido à obstrução das vias aéreas, desidratação e riscos da anestesia geral [4]. Diferentes taxas de hemorragia pós-operatória têm sido relatadas na literatura em todo o mundo [5, 6, 7], e alguns fatores de risco diferentes têm sido debatidos [8, 9, 10, 11, 12].

Em África, alguns estudos mostraram que a adenotonsilectomia é um dos procedimentos cirúrgicos ORL electivos mais comuns e foram comunicados alguns dados sobre complicações pós-operatórias [13, 14,15].

No Ruanda, não foi efectuado qualquer estudo sobre a adenoamigdalectomia, embora esta seja uma das operações cirúrgicas mais realizadas em ORL. Encorajados pela falta de dados no nosso meio, decidimos realizar este estudo; o objetivo é avaliar as complicações da adenotonsilectomia nos hospitais de referência do Ruanda.

1.2. Revisão da literatura

1.2.1. Definição de adenotonsilectomia

A cirurgia das amígdalas inclui a **amigdalectomia**, que consiste na remoção cirúrgica completa da amígdala e da sua cápsula, através da dissecção do espaço peritonsilar entre a cápsula da amígdala e a parede do músculo constritor superior. **A amigdalotomia** consiste na remoção de parte da amígdala para criar mais espaço na orofaringe.

É frequente a coexistência de hipertrofia adenoideia e hipertrofia amigdalina, pelo que a remoção dos adenóides (adenoidectomia) é muitas vezes efectuada aquando da amigdalectomia, particularmente em crianças pré-púberes.

1.2.2. Indicações da adenotonsilectomia

A remoção de amígdalas e ademóides tem demonstrado ser, por vezes, uma forma de salvar vidas e de melhorar a qualidade de vida quando efectuada com indicações adequadas. Infelizmente, quando realizada em doentes não selecionados, pode levar a complicações imprevistas e aumentar a morbilidade pós-operatória.

As principais indicações mais comuns para a adenoamigdalectomia são as infecções e a obstrução das vias aéreas superiores. Até à década de 1980, a infeção era a indicação mais comum para a adenoamigdalectomia, mas, recentemente, a obstrução é agora mais frequentemente referida como uma indicação primária, especialmente em crianças mais novas [13, 14, 15].

Para reduzir a morbidade e a mortalidade associadas à adenotonsilectomia, foram estabelecidas diretrizes bem definidas. De acordo com a Academia Americana de Otorrinolaringologia-Cirurgia de Cabeça e Pescoço de 2011[2], são as seguintes as diretrizes de indicação para a adenotonsilectomia:

Quadro 1: Diretrizes da Academia Americana de Otorrinolaringologia, Cirurgia de Cabeça e Pescoço 2011/ Baugh et al. [2]	
Critérios para a amigdalectomia	
Critério	**Definição**
Frequência mínima de episódios de dor de garganta Caraterísticas clínicas (dor de garganta e a presença de uma ou mais caraterísticas qualificam como um episódio de contagem)	7 ou mais episódios no ano anterior, OU 5 ou mais episódios em cada um dos 2 anos anteriores 3 ou mais episódios em cada um dos 3 anos anteriores Temperatura >38,3°C, OU 101°F Linfadenopatia cervical (gânglios linfáticos sensíveis ou >2 cm), OU Exsudado tonsilar, OU Cultura positiva para estreptococos beta-hemolíticos do grupo A
Hipertrofia que provoca obstrução das vias respiratórias superiores (apneia do sono)	Disfagia grave, perturbações do sono ou complicações cardiopulmonares. Normalmente, está indicada a remoção simultânea das amígdalas e dos adenóides.
Abcesso peritonsilar	Não reage ao tratamento médico e à drenagem documentada pelo cirurgião, exceto se a cirurgia for realizada durante a fase aguda.

Portador de estreptococos	Amigdalite crónica ou recorrente associada ao estado de portador estreptocócico e que não responde aos antibióticos resistentes à beta-lactamase.
Alargamento unilateral	Hipertrofia unilateral das amígdalas, presumivelmente neoplásica. Embora sem outras indicações, como aparência anormal, exame físico, sintomas ou história, a maioria das assimetrias pode ser seguida de forma conservadora.
Adenoidectomia isolada	Otite média aguda recorrente ou otite média serosa crónica. Com a inserção do primeiro conjunto de tubos de miringotomia (ouvido), não deve ser efectuada adenoidectomia, exceto se houver outra indicação para adenoidectomia para além da otite média crónica.

1.2.3. Técnicas de adenotonsilectomia e morbilidade

Desde o século I, quando Celsus descreveu a primeira remoção das amígdalas por dissecção romba com um dedo, a técnica de amigdalectomia conheceu progressos e evoluiu até às técnicas inovadoras [1], com o objetivo de reduzir as complicações, a morbilidade e a mortalidade associadas a este procedimento cirúrgico. A literatura tem relatado o efeito de diferentes técnicas no aumento da morbilidade, como a hemorragia intra e pós-operatória, a dor ou a má ingestão oral [12, 22, 23].

Estas técnicas podem ser divididas em 2 grandes categorias: extracapsular (amigdalectomia total) e intracapsular (amigdalectomia parcial/subtotal ou amigdalotomia). As técnicas extracapsulares mais comuns utilizam uma faca "fria" (dissecção afiada), electrocauterização monopolar, cautério bipolar (ou tesoura bipolar) ou bisturi harmónico. A técnica intracapsular pode utilizar o microdebridador, a ablação por radiofrequência bipolar e o laser de dióxido de carbono.

A dissecção aguda / dissecção a frio é o método frequentemente utilizado para a remoção total da amígdala, utilizando-se tesoura, faca ou dissector e o laço amigdaliano é utilizado para cortar o pólo inferior. Ainda é preferido por alguns cirurgiões otorrinolaringologistas [17,18], pelo fato de diminuir a dor pós-operatória [16]. No entanto, Madden BR. [19] relatou apenas 10% de uso nos EUA. O National Prospective Tonsillectomy Audit (2005) [12] encontrou um risco de hemorragia pós-amigdalectomia cerca de três vezes maior com a técnica cirúrgica quente, tanto para dissecção quanto para hemostasia, do que a amigdalectomia com dissecção a frio sem o uso de qualquer técnica quente [12].

O bisturi harmónico é um coagulador dissecador ultrassónico que utiliza vibrações ultra-sónicas para cortar e coagular os tecidos e está associado a uma menor dor pós-operatória em comparação com a electrocauterização, mas em termos de perda de sangue intra-operatória não foi relatada qualquer diferença entre esta técnica inovadora e a electrocauterização tradicional [21].

A Coblation é uma técnica inovadora que abla os tecidos utilizando um campo de plasma, ou moléculas de sódio ionizadas. Nesta técnica, a energia de radiofrequência bipolar é transferida para iões de sódio, criando uma fina camada de plasma.

Foi relatada como sendo segura, com diminuição da dor pós-operatória, retoma mais rápida da dieta normal e dos níveis de atividade, mas foi relatada uma menor taxa de hemorragia pós-operatória secundária [22, 23,24].

Os lasers de CO2 e KTP também têm sido utilizados para efetuar a cirurgia das amígdalas. Mostraram bons resultados em comparação com o electrocautério convencional, com menos dor pós-operatória, cicatrização mais rápida, menos perda de sangue e menos tempo operatório [25, 26].

A técnica de cauterização monopolar tem sido utilizada para a amigdalectomia e demonstrou estar associada à diminuição do tempo operatório e à diminuição da perda de sangue intra-operatória em comparação com a técnica a frio, mas está associada a uma morbilidade pós-operatória elevada no que diz respeito à dor e ao regresso à dieta e atividade normais. A literatura refere que é a técnica de eleição para 60% dos cirurgiões otorrinolaringologistas.

A cirurgia da adenoide é tradicionalmente efectuada às cegas com a cureta de adenoide de Beckmann ou St Clair Thompson e a hemostase é conseguida principalmente através do preenchimento do espaço pós-nasal com compressas de gaze. Outros métodos utilizados para remover o tecido adenoideu incluem a diatermia por sucção, a diatermia bipolar e o sistema de barbear endoscópico [27].

1.2.4. Terapia adjuvante e morbilidade

Estas técnicas terapêuticas são utilizadas com o objetivo de prevenir complicações e/ou reduzir a morbilidade pós-operatória da adenoamigdalectomia. Estas incluem o uso de anestésico local, o uso intra-operatório de dexametasona e o uso pós-operatório de antibióticos. Jebeles JA et al. (1991) encontraram uma redução acentuada da dor após amigdalectomia com a infiltração pré-incisional de bupivacaína na amígdala de crianças [28].

Uma dose única perioperatória de dexametazona atraiu muitas controvérsias. Alguma literatura demonstrou que reduz a morbilidade pós-operatória ao diminuir as náuseas e os vómitos e leva a um melhor controlo da dor [29, 30, 31, 32, 33].

O controlo da dor pós-operatória também foi revisto na literatura. O uso de AINEs na amigdalectomia é controverso, tendo sido relatado que diminuem o risco de vómitos, mas com elevada incidência de hemorragia, uma vez que inibem a agregação plaquetária e prolongam o tempo de hemorragia [34].

A revisão da Cochrane concluiu que os AINE não causaram qualquer aumento da hemorragia que exigisse o regresso à sala de operações. Houve significativamente menos náuseas e vómitos quando os AINEs foram utilizados em comparação com analgésicos alternativos [35]. Krishna et al. (2003) demonstraram um aumento do risco de hemorragia pós-amigdalectomia com a utilização de aspirina após amigdalectomia, mas não com AINEs não-aspirina, como o diclofenac e o ibuprofeno [36].

Apesar de alguns cirurgiões otorrinolaringologistas continuarem a prescrever antibióticos após a amigdalectomia (adeno), o seu papel é controverso, pois alguns estudos não encontraram qualquer associação com a redução da morbilidade pós-operatória [37,38].

1.2.5. Complicações da adenotonsilectomia

A cirurgia adenotonsilar está potencialmente associada a complicações, como todas as operações cirúrgicas. As complicações podem ser maiores ou menores e são classificadas em: complicações primárias (intraoperatórias, pós-operatórias imediatas <24h), tardias (≤ 2 semanas) e complicações a longo prazo [4]. As complicações maiores incluem principalmente sangramento pós-operatório e obstrução pós-operatória das vias aéreas, especialmente edema pulmonar obstrutivo [39]. Windfuhr JP, et al. [6] relataram a taxa de hemorragia primária variando de 0,2% a 2,2% dos pacientes e a taxa de hemorragia secundária variando de 0,1% a 3%.

McCormick ME, et al. [9] encontraram uma taxa global de complicações de 9,9% em crianças com 3 anos de idade ou menos e 3,5% ocorreram nas primeiras 24 horas. Na auditoria das complicações em idade pediátrica efectuada por Kendrick D, et al. [10], a complicação mais comum foi a hemorragia, que representou 3,9%. No Reino Unido, Lee MS et al. [11] encontraram taxas globais de hemorragia primária e secundária pós-adenotonsilectomia de 0,3% e 9,2%, respetivamente [11]. A taxa de 11,6% de hemorragia pós-adenotonsilectomia foi encontrada no Japão [8].

No Reino Unido (2005), a National Prospective Tonsillectomy Audit (NPTA)[12], registou uma taxa de hemorragia primária pós-adenoamigdalectomia de 3,3%.

O índice de sangramento na adenotonsilectomia encontrado no Brasil por Silva BSR et al. [40] foi de 1,32% e tratou-se de hemorragia reacional.

Em Tailand, Muninnobpamasa T et al. [41] encontraram uma incidência de 8% de pós-tonsilectomia, incluindo 4,1% e 3,9% de hemorragia primária e secundária, respetivamente. O tempo médio de permanência hospitalar foi de 3,6 dias e 3,7% de readmissão.

No Quénia, Oburra HO et al. [14] relataram um caso de obstrução aguda das vias aéreas no pós-operatório e uma incidência de hemorragia pós-operatória de 2,1%. No entanto, na Nigéria (2008), foi encontrada uma taxa relativamente elevada de 4,5% de hemorragia reacional, com vómitos não persistentes em 19,7%, febre baixa em 7,6% e dor no momento da alta em 34,8% [13].

Alguns estudos mostraram a associação entre complicações pós-operatórias e possíveis fatores de risco. Richmond KH et al. [42] revelaram a relação entre complicações pós-operatórias das vias aéreas e crianças muito jovens. A auditoria da NPTA [12] mostrou o maior risco de hemorragia pós-operatória com o aumento da idade do paciente, sexo masculino, história de amigdalite aguda recorrente e abscesso peritonsilar prévio.

No Reino Unido, Tweedie DJ et al. [43] relataram uma probabilidade significativamente mais elevada de admissão na UCIP em crianças com determinadas comorbilidades após adenotonsilectomia, quando comparadas com crianças sem comorbilidades, incluindo síndrome de Down, doença cardíaca, paralisia cerebral, anomalias craniofaciais, obesidade, mucopolissacaridoses e hemoglobinopatia.

A associação entre a idade e o sexo do doente e a técnica operatória foram considerados os factores significativos que afectam o risco de hemorragia pós-operatória [12,44, 45, 46,47].

A associação entre hemorragia pós-operatória e o nível do cirurgião também foi avaliada. O NPTA (2005) mostrou que o risco de hemorragia pós-operatória é elevado em pacientes operados por estagiários em comparação com consultores e não estagiários (4,6% contra 2,7%)[12].

1.3. Enunciado do problema, justificação do estudo e objectivos

1.3.1. Declaração do problema

Em todo o mundo, a adenotonsilectomia é uma das operações cirúrgicas mais comuns realizadas por otorrinolaringologistas. Apesar dos progressos nas técnicas cirúrgicas, das diretrizes de indicação bem definidas e das terapias médicas adjuvantes, a adenotonsilectomia está associada a uma série de potenciais complicações, com uma taxa global de 2-10% [3]. A complicação mais comum e devastadora é a hemorragia pós-adenotonsilectomia. Diferentes controvérsias têm discutido a incidência e os factores de risco associados à adenotonsilectomia, especialmente no que diz respeito à hemorragia pós-operatória [8, 9, 10, 11, 12]; existem poucos estudos em países em desenvolvimento e nenhum no Ruanda.

1.3.2. Justificação do estudo

No Ruanda, existem três grandes hospitais de referência com departamento de otorrinolaringologia, onde a adenotonsilectomia é realizada como uma das cirurgias electivas mais comuns. Estas instituições recebem todos os doentes que necessitam de adenotonsilectomia. Essas operações são realizadas por cirurgiões otorrinolaringologistas, residentes e médicos treinados. No entanto, não há informações disponíveis sobre as complicações em nosso meio. Considerando as diferentes taxas potenciais de complicações relatadas noutros locais, realizámos este estudo, com o objetivo de avaliar as complicações da adenotonsilectomia nos hospitais de referência do Ruanda.

1.3.3. Questões de investigação

Este estudo foi concebido para responder a esta questão: Quais são as complicações associadas à adenotonsilectomia nos hospitais de referência do Ruanda?

1.3.4. Objectivos

1.3.4.1. Objetivo geral

O objetivo geral deste estudo é avaliar as complicações da adenotonsilectomia nos hospitais de referência do Ruanda.

1.3.4.2. Objectivos específicos

1) Determinar a incidência de complicações da adenotonsilectomia;

2) Descrever as caraterísticas perioperatórias e pós-operatórias;

3) Descrever o tratamento das complicações da adenotonsilectomia.

CAPITULO II. MATERIAIS E MÉTODOS

2.1. Tipo de conceção do estudo, local e duração do estudo

O estudo é observacional, prospetivo e descritivo de pacientes admitidos e submetidos a adenotonsilectomia ou amigdalectomia isolada no departamento de otorrinolaringologia do Hospital Universitário de Kigali (UTHK), do Hospital Universitário de Butare (UTHB) e do Hospital King Faisal (KFH). Os pacientes foram inscritos de julho de 2013 a janeiro de 2014.

2.2. Determinação da dimensão da amostra

A dimensão da amostra foi calculada utilizando a seguinte fórmula de Fischer

$$N = \in *p*q/ i^2$$

Onde N: Largura da amostra

p: Prevalência estimada em 9,9% (a encontrada por E.M.Michael et al.[9]

q: 1-p

i: Precisão da estimativa fixada em 5%

$\in$: risco de erro relacionado com α ($\in$ é igual a 1,96)

Assim, N= 1,96*0,99*(1-0,99/ (0,05)2= 137 doentes

2.3. Critérios de inclusão

Todos os pacientes admitidos e submetidos a adenotonsilectomia ou amigdalectomia isolada durante o período do nosso estudo e que consentiram em participar foram incluídos.

2.4. Critérios de exclusão

Foram excluídos do estudo os que não consentiram na participação e o grupo de alto risco (doença cardíaca/cor pulmonar, paralisia cerebral, anomalias craniofaciais, hemoglobinopatia, coagulopatia, suspeita de linfoma/cancro da amígdala e dor de garganta recente ≤ 3 semanas).

2.5. Processo e instrumentos de recolha de dados

Os dados de adenotonsilectomia e tonsilectomia isolada foram coletados prospectivamente da UTHK, UTHK e KFH com o uso do questionário de julho de 2013 a janeiro de 2014.

Foram obtidas informações sobre a idade do doente, o sexo, o tipo e as indicações da cirurgia, as caraterísticas operatórias, as complicações (intra-operatórias, imediatas e tardias), o tratamento pós-operatório das complicações, o internamento hospitalar pós-operatório e as visitas pós-operatórias após 2 semanas. O EBL foi medido considerando o sangue recolhido por aspiração para um recipiente (em MLs), subtraindo a quantidade de N.Saline utilizada para irrigação mais o número de pequenas gazes embebidas em sangue (cada gaze representava 5ml). A escala visual analógica foi utilizada para avaliar o grau de dor pós-operatória.

Após a alta, foi recomendado ao paciente que comunicasse por telefone ou retornasse ao hospital se apresentasse qualquer sintoma ou sinal de complicação, como sangramento, febre, dificuldade para engolir. Caso contrário, a consulta pós-operatória foi marcada para o 14º dia após a adenotonsilectomia para acompanhamento.

A recolha de dados foi realizada pelo investigador na UTHK e por um residente de otorrinolaringologia e um médico, respetivamente, na KFH e na UTHB, preenchendo as informações recolhidas numa folha de recolha de dados pré-estabelecida (ver anexo).

2.6. Gestão e análise de dados

O registo dos dados foi efectuado com recurso ao software Epidata 3.1. As análises estatísticas foram efectuadas com o programa STATA versão 12.

2.7. Considerações éticas

O protocolo de investigação para este estudo foi submetido para análise e aprovação ao Comité de Investigação e Ética da Faculdade de Medicina do NUR. Todos os participantes deram o seu consentimento informado por escrito. Os dados foram utilizados e guardados exclusivamente para efeitos de estudo. A identidade dos doentes foi mantida confidencial.

2.8. Limitações do estudo

O nosso estudo foi concebido para incluir também o Hospital Militar de Kanombe. Infelizmente, não foi efectuada qualquer adenotonsilectomia durante o período de recolha de dados, devido à falta de equipamento.

CAPÍTULO III. RESULTADOS

De 1 de julho de[st], 2013 a 31 de janeiro de[th], 2014, foi realizado um total de 137 adenotonsilectomias na UTHK, UTHB e KFH.

3.1. Análises descritivas

3.1.1. Caraterísticas de base dos doentes

Tabela 2: Idade, género e hospital

Variável	Média	Min.	Máximo.	N (%)
Grupos etários em anos	**6.4**	**2**	**33**	
1-7				80 (60.6)
8-15				44 (32.1)
16 anos ou mais				13 (9.5)
Género	**Rácio M/F 1,5 :1**			
Masculino				83 (60.6)
Feminino				54 (39.4)
Hospital				
UTHK				65 (47.5)
UTHB				50 (36.5)
KFH				22 (16.0)

Como se pode ver no quadro 2, a maioria dos doentes era constituída por crianças com idades compreendidas entre 1 e 7 anos: 80 (58,4%), sendo a idade média de 6,4 anos, com uma idade mínima de 2 anos e uma idade máxima de 33 anos.

O sexo masculino representou 83(60,6%) e o feminino 54(39,4%). O UTHK realizou mais adenotonsilectomias, 64 (46,7%), em comparação com o UTHB e o KFH.

3.1.2. Tipo de operação e indicações para a cirurgia

Tabela 3: Tipo de operação e indicação para cirurgia

Variável	N (%)
Tipo de operação	
Tonsilectomia	59 (43.1)
Adenotonsilectomia	79 (56.9)
Indicação para cirurgia	
Distúrbios respiratórios do sono (DRS)	70 (51.1)
Amigdalite aguda recorrente	61 (44.5)
Abcesso peritonsilar recorrente	1 (0.7)
SDB e amigdalite aguda recorrente	5 (3.7)

A Tabela 3 acima mostra que a adenotonsilectomia foi mais realizada do que a amigdalectomia isolada em 78 (56%) e 43%, respetivamente. O distúrbio respiratório do sono (DRS) foi a principal indicação para a cirurgia em 51,1%, enquanto a amigdalite recorrente representou 43,8% e 3,6% em ambos.

4.1.3. Caraterísticas perioperatórias

4.1.3.1. Técnica de adenotonsilectomia e de hemostasia

Tabela 4: Técnica de adenotonsilectomia e de hemostase

Variáveis	N(%)
Técnica de amigdalectomia (n=137)	
Dissecação de aço frio sozinho	72 (52.5)
Dissecação de aço frio + caixa	65 (47.5)
Técnica de adenoidectomia (n=78)	
Curetagem afiada	78 (56.0)
Hemostase para amigdalectomia (n=137)	
Embalagem de pressão	108(78.8)
Embalagem de pressão + Ligações	6 (4.4)

| Embalagem de pressão + diatermia bipolar | 23 (16.8) |

Como mostra a tabela 4 acima, todas as tonsilectomias foram realizadas com a técnica de dissecção com aço frio e a curetagem aguda foi usada em todas as 78 (56%) adenoidectomias. A hemostasia para a amigdalectomia foi obtida por tamponamento com compressas em 108 (78,8%), tamponamento e coagulação por diatermia bipolar em 23 (16,8%) e tamponamento e laços em 6 (4,4%).

4.1.3.2. Qualificação do operador, Utilização de dexametazona, EBL e duração da operação

Quadro 5: Qualificação do operador, utilização de dexametazona, EBL e duração da operação

Variáveis		N (%)
Qualificação do operador		
Médico assistente		28 (20.4)
Residente júnior		4(3.0)
Residente sénior		68(49.6)
Cirurgião otorrinolaringologista		37(27.0)
Utilização intra-operatória de dexametazona		
Sim		137(100)
Perda de sangue estimada (em ML)	*Média=61, Mínimo=45, Máximo=100*	
[0-50]		46(33.6)
[51-99]		90(65.7)
[100 e mais		1(0.7)
Duração da operação (minutos)	*Média=24, Mínimo=14, Máximo =40*	
[10_20]	14(11.7)	
[21-30]	80(58.4)	
[31 anos ou mais		43(43.9)

A Tabela 5 acima mostra que 49,6% das operações foram realizadas por residentes seniores, enquanto os cirurgiões otorrinolaringologistas realizaram 27% das operações. Todos os pacientes receberam dose única de dexametazona intra-operatória de rotina.

65,7% dos pacientes apresentaram EBL intra-operatório entre 51-99ml, com média de 61, mínimo de 45ml e máximo de 100ml. A duração da operação foi de 21-30 minutos em 58,4%, com a média de 24, mínimo de 14 minutos e máximo de 40 minutos.

4.1.3.   Caraterísticas pós-operatórias

4.1.3.1.   Terapia adjuvante pós-operatória

Tabela 6: Terapia adjuvante pós-operatória

Variável	N(%)
Antibióticos pós-operatórios	
Antibióticos	5(3.7)
Sem antibióticos	132(96.3)
Classificação da dor pós-operatória	
Suave	129(94.2)
Moderado	8(5.8)
Gestão da dor pós-operatória	
Opióide	1(0.7)
AINEs	80(58.8)
Paracetamol	45(33.1)
Paracetamol e AINEs	10(7.4)
Dieta pós-operatória antes das 24 horas	
Sumo	2(1.5)
Leite frio	10(7.3)
Sumo e leite frio	111(81.0)
Leite frio e grito de gelo	14(10.2)

Como se pode ver na tabela 6 acima, 132 doentes (96,4%) não receberam antibióticos no pós-operatório. 5 (3,7%) receberam antibióticos quando foram admitidos devido a complicações menores ou maiores. Utilizando a Escala Visual Analógica para avaliar a dor pós-operatória, 94% dos doentes tinham dor ligeira e 6% tinham dor moderada.

O ibuprofeno foi o analgésico mais prescrito, tendo sido receitado a 58,8%, enquanto o paracetamol foi receitado a 33%. 81% receberam sumo e leite como dieta pós-operatória imediata, leite frio e grito de gelo em 10,2%, apenas leite frio em 7,3% e apenas sumo em 1,5%.

4.1.3.2. Internamento hospitalar pós-operatório e visitas pós-operatórias

Tabela 7: Permanência hospitalar pós-operatória e visitas pós-operatórias

Variável	*Média*	*Min.*	*Máximo.*	*N(%)*
Internamento hospitalar	*26.33*	*24*	72	
24 horas				128(93.4)
48 horas				7(5.1)
72 horas				2(1.5)
Visita pós-operatória (em dias)	15.3	4	16	
Dia14				101(73.7)
Dia 15				28(20.5)
Dia16				6(4.4)
Dia 4			1(0.7)	
Dia 6			1(0.7)	

A Tabela 7 acima mostra que o tempo de internação pós-operatória foi de 24 horas em 93,4%, com média de 26,33 horas, mínimo de 24 horas e máximo de 72 horas. 73,7% respeitaram o dia 14 para a consulta pós-operatória. Dois doentes regressaram antes do 14.º dia devido a complicações menores: um doente (0,7%) regressou no 4.º dia por desidratação e o segundo (0,7%) no 6.º dia por infeção da ferida e febre.

4.1.4. Incidência de complicações da adenotonsilectomia

Tabela 7: Incidência de complicações da adenotonsilectomia

Variáveis	N(%)
Incidência global	*9(6.6)*
Incidência de complicações imediatas	
Hemorragia primária	2(1.5)
Ingestão oral deficiente	2(1.5)
Obstrução das vias aéreas no pós-operatório	1(0.7)
Otalgia de referência	2(1.5)
Incidência de complicações intermédias/atrasadas	
Infeção do leito das amígdalas	1(0.7)
Desidratação	1(0.7)

Como mostra a tabela 8 acima, 9 (6,6%) tiveram complicações menores e maiores cumulativamente. Hemorragia pós-adenotonsilectomia ocorreu em 2 pacientes (1,5%) e obstrução pós-operatória das vias aéreas devido a edema em 1 paciente (0,7%). Todos os 2 casos de hemorragia pós-operatória foram primários/reactivos antes das 24 horas. Não se registou qualquer hemorragia secundária/atrasada. As complicações menores incluíram má ingestão oral devido à dor pós-operatória que ocorreu em 2 (1,5%), otalgia referida relatada em 2 (0,7%), infeção do leito amigdaliano em 1 (0,7%) e desidratação em 1 (0,7%). Não foram registadas complicações relacionadas com a anestesia.

4.1.5. Tratamento das complicações da adenotonsilectomia

4.1.5.1. Descrição do tratamento das complicações imediatas

Quadro 8: Descrição da gestão das complicações imediatas

Variável	N(%)
Ingestão oral deficiente	
Analgésicos e observação	2(1.5)
Nenhum	135(98.5)

Hemorragia primária

Tratamento conservador na admissão	1(0.7)
Regresso ao bloco operatório para hemostase	1(0.7)
Nenhum	135(98.6)

Obstrução das vias aéreas no pós-operatório

Admissão na UCI	1(0.7)
Nenhum	136(99.3)

Otalgia de referência

Analgésicos e observação	2(1.5)
Nenhum	136(98.5)

Como mostra a tabela 9, dois pacientes (1,5%) apresentaram má ingestão oral no pós-operatório e foram tratados com analgésicos e mantidos no hospital para observação. Dos dois casos com hemorragia primária/reacionária, 1 (0,7%) foi tratado de forma conservadora, enquanto o outro (0,7%) foi devolvido à sala de operações para hemostase sob AG. O único paciente (0,7%) que apresentou obstrução das vias aéreas no pós-operatório foi internado na UTI para suporte ventilatório. Dois casos (1,5%) relataram otalgia referida e foram tratados conservadoramente com analgésicos.

4.1.5.2. Descrição da gestão das complicações tardias

Quadro 9: Descrição da gestão das complicações tardias

Variável	N(%)
Infeção do leito das amígdalas e febre	
Readmissão e ATB iv e analgésicos	1(0.7)
Nenhum	136(99.3)
Desidratação	
Readmissão, analgésicos e hidratação intravenosa	1(0.7)
Nenhum	136(99.3)

A Tabela 10 mostra que, no que respeita às complicações tardias, 1 doente (0,7%) teve infeção do leito amigdalino associada a febre no dia 6 e foi readmitido para antibióticos e analgésicos por via intravenosa. Outro doente (0,7%) regressou desidratado e foi readmitido para reidratação intravenosa no terceiro dia de pós-operatório.

CAPÍTULO IV. DISCUSSÃO

Este estudo foi realizado na UTHK, UTHB e KFH, onde todos os pacientes com doenças adenotonsilares são encaminhados dos hospitais distritais. Estas três instituições são as únicas que dispõem de cirurgiões otorrinolaringologistas capazes de efetuar adenotonsilectomia.

As crianças com menos de 15 anos representavam a maioria dos doentes: 58,4% tinham idades compreendidas entre 1 e 7 anos e 32,1% entre 8 e 15 anos. A idade média era de 6,4 anos, com uma idade mínima de 2 anos e uma idade máxima de 33 anos. Senska G et al. [49] referiram que mais de metade dos doentes tinham menos de 16 anos de idade, com uma média de 17 anos e uma idade mínima de 2 anos e máxima de 77 anos. Erickson BK et al. [48] relataram uma distribuição quase semelhante com uma idade média de 8 anos, com um mínimo de 6 meses e um máximo de 29 anos. Isso mostra que a adenotonsilectomia é realizada principalmente em crianças.

Os doentes do sexo masculino eram 60,6% e 39,4% do sexo feminino, com um rácio de 1,5:1. Este padrão é semelhante ao de estudos efectuados em países desenvolvidos que revelam uma distribuição equilibrada entre os sexos ou uma ligeira preponderância de um dos sexos [11, 39, 51]. Adoga AS et al. [18], na Nigéria, apresentaram resultados semelhantes, com 55,3% de homens e 44,7% de mulheres, com um rácio M:F de 1,2:1.

Neste estudo, 47,5% das adenotonsilectomias foram realizadas no UTHK, enquanto 36,5% e 16,0% foram realizadas no UTHB e no KFH, respetivamente. Este facto deveu-se provavelmente ao sistema de referenciação, que faz com que os doentes sejam encaminhados principalmente para o UTHK antes de irem para o KFH. O UTHK é o principal centro de ensino pós-graduado, onde os residentes estão autorizados a realizar a maioria das operações menores e intermédias, entre as quais as adenotonsilectomias.

O número de tonsilectomia com adenoidectomia foi maior do que a tonsilectomia isolada (56,9%) e (43,1%), respetivamente. Abdulohsen EH et al. [50] encontraram resultados quase semelhantes com 63,5% de tonsilectomia com adenoidectomia e 38,5% para tonsilectomia isolada. Em ambos os estudos, as crianças representaram a maioria dos pacientes, especialmente na faixa etária entre 1 e 7 anos, em que as crianças apresentam DRS devido à hipertrofia. Nesses casos, a cirurgia das amígdalas é associada à adenoidectomia.

Os distúrbios respiratórios do sono foram a indicação mais comum para adenotonsilectomia e representaram 51,1%, enquanto os episódios recorrentes de dor de garganta representaram 43,8%. Resultados semelhantes foram relatados por Oburra HO et al.[14] no Quénia com a predominância de obstrução das vias aéreas superiores em 61,3% e amigdalite recorrente em 28,7%. Odaga AS et al. [13], na Nigéria, registaram a mesma incidência com 82,5% para a obstrução das vias aéreas e 17,5%

para a amigdalite recorrente. Abdulohsen EH et al. [50] encontraram 60,1% para SDB versus 37,9% para amigdalite recorrente. Isso confirma a literatura que afirma que a infeção como primeira indicação para adenotonsilectomia foi substituída pela obstrução das vias aéreas superiores.

No presente estudo, todas as amigdalectomias foram efectuadas utilizando a técnica de dissecção em aço frio e a curetagem afiada foi utilizada para a adenoidectomia. Na Nigéria, Odaga AS et al. [18] descobriram que esta técnica de adenotonsilectomia é a mais comum, a mais segura e a mais eficaz e com menor morbilidade pós-operatória. Na África do Sul, Meyer E et al. [17] relataram que 60% dos cirurgiões usavam dissecção com aço frio para cirurgia amigdaliana. No entanto, Madden BR [19] descobriu que o método acima para adenotonsilectomia é usado por apenas 10% dos cirurgiões nos EUA. Em nosso meio, como em muitos outros países em desenvolvimento, não temos o equipamento inovador para adenotonsilectomia. A dissecção a frio e a curvatura acentuada para adenoidectomia é o único método utilizado em nosso meio para adenotonsilectomia. O NPTA [12] demonstrou que a técnica de dissecção a frio com aço está associada a um risco de hemorragia três vezes menor do que as técnicas a quente.

A maioria das operações foi realizada por residentes seniores em 49,6% e cirurgiões otorrinolaringologistas em 27%. A predominância de residentes seniores justifica-se pelo facto de, num hospital universitário, os residentes poderem realizar a maioria das cirurgias menores e intermédias, entre as quais as adenotonsilectomias. Não encontrámos outros estudos para comparação. Todos os doentes receberam uma dose única intra-operatória de rotina de dexametazona iv. A literatura tem demonstrado o uso rotineiro de dose única intra-operatória de dexametazona e o seu papel na redução da morbilidade pós-operatória, diminuindo as náuseas, os vómitos e melhorando o controlo da dor [29, 30, 31, 32,33].

No nosso estudo, 65,7% dos doentes tinham um LBE intra-operatório entre 51-99 ml, com uma média de 61, um mínimo de 45 ml e um máximo de 100 ml. A duração da operação foi de 21-30 minutos em 58,4%, com uma média de 24 minutos. Resultados quase semelhantes foram relatados por Ragab SM [52] com a média de EBL de 78 ml e tempo operatório médio de 33,4 ± 8,16 em tonsilectomia pela técnica de aço frio.

96,4% dos doentes não receberam antibióticos no pós-operatório e 3,7% receberam antibióticos. Dhiwakar M et al.[53] referiram que, no Reino Unido, apenas 12% dos médicos prescrevem antibióticos no pós-operatório de adenotonsilectomia, ao passo que, na África do Sul, Meyer J et al. [17] referiram que 60% dos cirurgiões prescrevem antibióticos. Krishina P et al. [16] relataram 79% de uso rotineiro de antibióticos após adenotonsilectomia. No nosso estudo, não houve uso rotineiro de antibióticos no pós-operatório; apenas os pacientes que tiveram complicações menores ou maiores receberam antibióticos iv. durante a admissão no hospital.

No presente estudo, a dor pós-operatória foi avaliada utilizando a Escala Visual Analógica; 94% dos doentes tinham dor ligeira e 6% tinham dor moderada. O ibuprofeno foi o analgésico mais prescrito, tendo sido receitado a 58,8% dos doentes, enquanto o paracetamol foi receitado a 33%. Dhiwakar M et al. [53] registaram 90% de prescrição de paracetamol como analgésico pós-operatório. No entanto, St Charles CS et al.[65] mostraram que o ibuprofeno é tão eficaz como o paracetamol no tratamento da dor pós-amigdalectomia. No nosso meio, o ibuprofeno é preferido pela maioria dos cirurgiões devido ao seu efeito analgésico e anti-inflamatório.

O tempo de internamento pós-operatório foi de 24 horas em 93,4% dos casos. Os restantes 6,6% foram observados durante 48 horas (5,1%) e 72 horas (1,5%) devido a complicações menores e maiores, respetivamente. Setabutr D et al. [56] relataram a permanência hospitalar ≤ 24 horas em 84,3%. Para Pringle MB et al. [57], todos os pacientes foram observados pelo menos durante uma noite pós-operatória. Ragab SM et al. [52] relataram uma noite de internação hospitalar em todos os pacientes após adenotonsilectomia. No entanto, foi relatado na literatura um tempo de internação prolongado. Muninnobpamasa T et al. [41] relataram um tempo médio de permanência hospitalar de 3,6 dias. Deitmer T et al. [58] relataram que, na Alemanha, os pacientes de amigdalectomia são mantidos como pacientes internados até o 5º ao 7º dia após a cirurgia para cuidar do controle da dor, da ingestão de alimentos e de possíveis hemorragias.

O presente estudo mostrou uma incidência global de complicações de 9 (6,6%) pacientes, tanto menores como maiores, cumulativamente. O sangramento pós-operatório ocorreu em 2(1,5%) de todos os casos, sendo hemorragia reacional nas primeiras 24 horas. Os sangramentos foram classificados em tipo I e tipo III de acordo com a padronização de sangramento pós tonsilectomia de Walner DL et al. [70].

A incidência de hemorragia pós-adenotonsilectomia encontrada no presente estudo foi quase semelhante à relatada por alguns autores: NPTA [12] mostrou uma incidência de 1,7% quando Cold Steel e pacotes/amarras foram usados para cirurgia e hemostasia, respetivamente. Silva BSR et al. [40] relataram 1,32% de hemorragia pós-adenotonsilectomia na técnica de dissecção romba. Outros resultados semelhantes foram relatados na literatura [6, 61, 62].

No entanto, diferentes incidências elevadas foram relatadas na literatura. Lee MS et al. [11] mostraram uma incidência de 9,5%, com 0,3% para hemorragia primária e 9,2% para hemorragia secundária. A incidência de 11,6% foi encontrada por Ikoma R et al. [8]; 7,8% por Ranjit S et al. [63], 6,68% por Ali RB et al. [64], 8% por Muninnobpamasa T et al. [41] e 15% por Sarny S et al. [68]. Entre as possíveis razões para a baixa incidência de hemorragia pós-operatória no nosso caso estão provavelmente as seguintes: a seleção pré-operatória dos doentes de acordo com as diretrizes, a técnica utilizada para a cirurgia e para a hemostase, que foi relatada como estando associada a um baixo risco de hemorragia, a dissecção cuidadosa respeitando o plano e evitando traumatismos nos músculos do leito amigdalino.

Quanto à obstrução das vias aéreas, que é a segunda complicação mais comum após a adenotonsilectomia, apenas 1 (0,7%) paciente apresentou obstrução das vias aéreas no pós-operatório devido a edema. A baixa incidência semelhante de obstrução pós-operatória das vias aéreas encontrada por Safavi NA et al. [61] foi de 0,14%. No entanto, uma alta incidência de 7% foi relatada por Wiatrak BJ et al. [66] em crianças de 3 anos de idade. Em nosso estudo, a obstrução pós-operatória das vias aéreas ocorreu imediatamente após a extubação e aconteceu com o paciente cujo tempo de duração foi maior (40 minutos). A baixa incidência de obstrução pós-operatória das vias aéreas deveu-se, provavelmente, aos critérios de seleção que excluíram o grupo de doentes com elevado risco de obstrução pós-operatória das vias aéreas, à utilização de uma dose única intra-operatória de dexametazona de rotina e à menor quantidade de manipulações perioperatórias.

Relativamente às complicações menores, no nosso estudo, 1,5% tiveram uma má ingestão oral devido à dor, 0,7% referiram otalgia, 0,7% tiveram desidratação devido à dor e à recusa do doente em beber e 0,7% tiveram infeção da ferida.

Os nossos resultados foram baixos quando comparados com os relatados na literatura. Muninnobpamasa T et al. [42] registaram 29% de ingestão oral deficiente devido a disfagia e 4,6% de desidratação. Wiatrak BJ et al. [66] registaram 4% de casos de desidratação em crianças com idade igual ou inferior a 3 anos. Spencer DJ et al. [67] registaram 4,7% de desidratação e esta foi a complicação mais comum que causou todas as readmissões documentadas. Isto deve-se provavelmente à utilização de dexametazona no intra-operatório, que, segundo a literatura, reduz a morbilidade pós-operatória. A baixa incidência em nosso meio deveu-se provavelmente ao uso rotineiro de dexametazona no intra-operatório e ao uso de analgésicos, à técnica de adenotonsilectomia e ao uso sistemático de analgésicos.

No presente estudo, o sangramento pós-operatório foi reacionário em ambos os casos. Um paciente teve hemorragia pós-adenotonsilectomia do tipo I, que foi tratada de forma conservadora, enquanto o outro paciente teve hemorragia do tipo III, que foi tratada com retorno à sala de cirurgia para hemostasia em 0,7%. O retorno à sala de operações relatado por Sarny S et al. [68] foi de 4,6%. O baixo índice de retorno à sala de cirurgia em nosso meio foi provavelmente devido à baixa incidência de hemorragia pós-operatória em geral. No nosso estudo, as complicações menores foram tratadas de forma conservadora e não encontrámos outros estudos que descrevessem o tratamento de complicações menores para comparação.

CAPÍTULO V. CONCLUSÃO E RECOMENDAÇÕES

5.1. Conclusão

Este estudo foi puramente descritivo e teve como objetivo avaliar as complicações da adenotonsilectomia nos hospitais de referência do Ruanda, determinando a incidência de complicações, descrevendo as caraterísticas perioperatórias e pós-operatórias e descrevendo o tratamento das complicações da adenotonsilectomia na nossa amostra.

No final deste estudo, foram elaboradas as seguintes conclusões:

- As complicações da adenotonsilectomia nos hospitais de referência do Ruanda foram raras, com uma incidência global de 6,6% de complicações menores e maiores cumulativamente.

- A incidência de hemorragia pós-operatória foi de 1,5% e tratava-se de hemorragia primária.

- A maioria dos doentes era constituída por crianças com menos de 7 anos de idade e o rácio M:F era de 1,5:1

- A SDB foi a principal indicação para a adenotonsilectomia

- A dissecção a frio e a curetagem afiada foi a técnica utilizada para a adenotonsilectomia

- A adenotonsilectomia foi realizada principalmente por residentes seniores e cirurgiões otorrinolaringologistas

- Foi administrada uma dose única de dexametasona como rotina, 96,3% dos doentes não receberam antibióticos no pós-operatório e o ibuprofeno foi o analgésico mais prescrito.

- As complicações foram maioritariamente tratadas de forma conservadora. O regresso à sala de operações e o internamento na UCI representaram apenas 0,7%, respetivamente.

- A média de permanência hospitalar foi de 26,33 horas

5.2. Recomendações

Existe uma baixa incidência de complicações da adenotonsilectomia nos hospitais de referência do Ruanda, que deve ser mantida. Para os departamentos de otorrinolaringologia destas instituições, são formuladas as seguintes recomendações:

- Continuar a efetuar adenotonsilectomia em doentes com indicações bem definidas, de acordo com as diretrizes;

- Continuar a treinar os residentes sobre a técnica de adenotonsilectomia, respeitando o plano de dissecção e evitando manipulações agressivas;

- Observar os doentes durante 24 horas e segui-los após a alta, pelo menos durante 2 semanas ;

- Realizar mais estudos sobre a adenotonsilectomia, a fim de conhecer a causa da baixa incidência de complicações em nosso meio.

Referências

1. Ramzi TY, Rande HL. History and Current Practice of Tonsillectomy (História e Prática Atual da Amigdalectomia). *Laryngoscope. 2002 Aug;112(8 Pt 2 Suppl 100):3-5.*

2. Baugh RF, Archer SM, Mitchell RB, Rosenfeld RM, Amin R, Burns JJ, et al. Diretriz de Prática Clínica: Tonsilectomia em Crianças. *Otolaryngol Head Neck Surg.2011 Jan;144(1 Suppl):S1-30.*

3. Randall DA, Hoffer ME. Complicações da tonsilectomia e adenoidectomia. *Otolaryngol Head Neck Surg. 1998 Jan;118(1):61-8.*

4. Johnson LB, Elluru RG, Myer CM 3rd. Complicações da adenotonsilectomia. *Laryngoscope. 2002 Aug;112(8 Pt 2 Suppl 100):35-6.*

5. Blakley BW. Hemorragia pós-tonsilectomia: quanto é demasiado? *Otolaryngol Head Neck Surg. 2009 Mar;140(3):288-90.*

6. Windfuhr JP, Chen YS, Remmert S. Hemorragia após amigdalectomia e adenoidectomia em 15.218 pacientes. *Otolaryngol Head Neck Surg. 2005 Feb;132(2):281-6.*

7. Praveen CV, Parthiban S, Terry RM. Alta incidência de hemorragia secundária pós-tonsilectomia após tonsilectomia por coblation. *Indian J Otolaryngol Head Neck Surg. 2013 Jan;65(1):24-8.*

8. Ikoma R, Sakane S, Niwa K, Kanetaka S, Kawano T, Oridate N. Risk factors for posttonsillectomy hemorrhage. *Auris Nasus Larynx. 2014 Mar 3. pii: S0385-8146(14)00035-2.*

9. McCormick ME , Sheyn A, Haupert M, Thomas R, Folbe AJ. Previsão de complicações após adenotonsilectomia em crianças com 3 anos de idade ou menos. *Int J Pediatr Otorhinolaryngol. 2011 Nov;75(11):1391-4.*

10. Kendrick D, Gibbin K. An audit of the complications of paediatric tonsillectomy, adenoidectomy and adenotonsillectomy. *Clin Otolaryngol Allied Sci. 1993 Apr;18(2):115-7.*

11. Lee MS , Montague ML, Hussain SS. Hemorragia pós-tonsilectomia: dissecção fria versus quente.*Otolaryngol Head Neck Surg. 2004 Dec; 131(6):833-6.*

12. Colégio Real de Cirurgiões de Inglaterra. National prospective tonsillectomy audit: final report of an audit carried out in England and Northern Ireland between July 2003 and September 2004. maio de 2005.

13. Adoga AS, Onakoya PA, Mgbor NC, Akinyemi OA, Nwaorgu OG. Adenotonsiletomia de um dia: experiência de duas clínicas privadas na Nigéria. *Niger J Med. 2008 Jul- Ago;17(3):296-9.*

14. Oburra HO , Idenya M. Frequence of adenotonsillectomy in some Nairobi Hospitals. *East Afr Med J.* 2001 Jul;78(7):338-42.

15. Shamboul K, Yousif YM. Tonsilectomia e adenotonsilectomia em pacientes sudaneses. *East Afr Med J. 2001 Aug;78(8):405-7.*

16. Krishna P, LaPage MJ, Hughes LF, Lin SY. Current practice patterns in tonsillectomy and perioperative care. *Int J Pediatr Otorhinolaryngol. 2004 Jun;68(6):779-84.*

17. Meyer E, fagan JJ. Tonsillectomy practice in South Africa (Prática de amigdalectomia na África do Sul). *S Afr Med J. 2011 Feb;101(2):85-6.*

18. A.A. Adoga. Amigdalectomias de dissecção fria versus quente: A experiência nigeriana. *Jornal de Cirurgia da África Central e Oriental. 2011Nov/Dez; 16 (3)*

19. Maddern BR. Eletrocirurgia para tonsilectomia. *Laryngoscope. 2002 Aug;112(8 Pt 2 Suppl 100):11-3*

20. Shapiro NL, Bhattacharyya N.Shapiro NL. Dissecção a frio versus adenotonsilectomia assistida por coblation em crianças. *Laryngoscope. 2007 Mar;117(3):406-10.*

21. Walker RA, Syed ZA. Harmonic scalpel tonsillectomy versus electrocautery tonsillectomy: um estudo piloto comparativo. *Otolaryngol Head Neck Surg. 2001 Nov;125(5):449-55.*

22. Timms MS , Temple RH. Amigdalectomia por Coblation: um estudo duplo-cego randomizado e controlado. *J Laryngol Otol. 2002 Jun;116(6):450-2.*

23. Lowe D, van der Meulen J; National Prospective Tonsillectomy Audit. A técnica de amigdalectomia como fator de risco para hemorragia pós-operatória. *Lancet. 2004 Aug 21-27;364(9435):697-702.*

24. Belloso A, Chidambaram A, Morar P, Timms MS. Amigdalectomia por coagulação versus amigdalectomia por dissecção: hemorragia pós-operatória. *Laryngoscope. 2003 Nov;113(11):2010-3.*

25. D'Eredità R, Marsh RR. Amigdalectomia com laser de díodo de contacto em crianças. *Otolaryngol Head Neck Surg. 2004 Nov;131(5):732-5.*

26. Martinez SA, Akin DP. Amigdalectomia e adenoidectomia a laser. *Otolaryngol Clin North Am. 1987 maio;20(2):371-6*

27. Lowe D, Brown P, Yung M. Técnica de adenoidectomia no Reino Unido e hemorragia pós-operatória. *Otolaryngol Head Neck Surg. 2011 Aug;145(2):314-8.*

28. Jebeles JA, Reilly JS, Gutierrez JF, Bradley EL Jr, Kissin I. O efeito da infiltração pré-incisional das amígdalas com bupivacaína na dor após amigdalectomia sob anestesia geral. *Pain. 1991 Dec;47(3):305-8.*

29. Heatley DG. Tratamento perioperatório com esteróides intravenosos e amigdalectomia. *Arch Otolaryngol Head Neck Surg. 2001 Aug;127(8):1007-8.*

30. Hanasono MM, Lalakea ML, Mikulec AA, Shepard KG, Wellis V, Messner AH. Esteróides perioperatórios em tonsilectomia usando eletrocautério e técnicas de dissecção afiada. *Arch Otolaryngol Head Neck Surg. 2004 Aug;130(8):917-21.*

31. Fazel MR, Yegane-Moghaddam A, Forghani Z, Aghadoost D, Mahdian M, Fakharian E. The effect of dexamethasone on postoperative vomiting and oral intake after adenotonsillectomy. *Int J Pediatr Otorhinolaryngol. 2007 Aug;71(8):1235-8.*

32. Hashmi MA, Ahmed A, Aslam S, Mubeen M. Post-Tonsillectomy Pain and Vomiting: Role of Pre-operative Steroids. *J Coll Physicians Surg Pak. 2012 Aug;22(8):505-9.*

*33. Ringo V, Mwafongo V, Francis V, Lugazia E.*Role of Dexamethasome in Prevention of Postoperative Retching and Vomiting Among Childr Undergoing Adeno-Tonsillectomy at Muhimbili National Hospital. *Jornal Médico da Tanzânia. Vol 26, No 1 (2012)*

34. Clover-Ann L. Postoperative analgesia in children: getting it right. *South Afr J Anaesth Analg*

35. Lewis SR, Nicholson A, Cardwell ME, Siviter G, Smith AF. Anti-inflamatórios não esteróides e sangramento perioperatório em tonsilectomia pediátrica. *Cochrane Database Syst Rev. 2013 Jul 18;7.*

36. Krishna S, Hughes LF, Lin SY. Hemorragia pós-operatória com uso de antiinflamatórios não esteróides após amigdalectomia: uma meta-análise. *Arch Otolaryngol Head Neck Surg. 2003 Oct;129(10):1086-9.*

37. Guerra MM, Garcia E, Pilan RR, Rapoport PB, Campanholo CB, Martinelli EO. Uso de antibióticos na morbidade pós-adenotonsilectomia: estudo prospetivo randomizado. *Rev Bras Otorrhinolaringol 2008; 74(3):337-41.*

38. Dhiwakar M, Clement WA, Supriya M, McKerrow W. Antibióticos para reduzir a morbidade pós-tonsilectomia. *Cochrane Database Syst Rev. 2012 Dec 12;12*

39. Brigger MT, Brietzke SE. Outpatient tonsillectomy in children: a systematic review. *Otolaryngol Head Neck Surg. 2006 Jul;135(1):1-7.*

40. Silva BSR, Leandro B G, Ortiz LR, Lilian Caroline SM. Hemorragia no Pós-operatório Imediato de Adenoidectomia e/ou Amigdalectomia. *Intl. Arch. Otorhinolaryngol.2009May ; 13(2):155-160.*

41. Muninnobpamasa T, Khamproh K, Moungthong G. Prevalência de complicações de amigdalectomia e adenoidectomia no Hospital Phramongkutklo. *J Med Assoc Thai. 2012 May;95 Suppl 5: S69-74.*

42. Richmond KH, Wetmore RF, Baranak CC. Complicações pós-operatórias após tonsilectomia e adenoidectomia - Quem está em risco? *Int J Pediatr Otorhinolaryngol. 1987 Aug;13(2):117-24.*

43. Tweedie DJ, Bajaj Y, Ifeacho SN, Jonas NE, Jephson CG, Cochrane LA, et al. Complicações peri-operatórias após adenotonsilectomia num centro pediátrico de referência terciária do Reino Unido. *Int J Pediatr Otorhinolaryngol. 2012 Jun;76(6):809-15.*

44. Ye J, Liu H, Zhang G, Huang Z, Huang P, Li Y. Complicações respiratórias pós-operatórias de adenotonsilectomia para síndrome da apneia obstrutiva do sono em crianças mais velhas: prevalência,

factores de risco e impacto no resultado clínico. *J Otolaryngol Head Neck Surg. 2009 Feb; 38(1):49-58.*

45. Tomkinson A, Harrison W, Owens D, Harris S, McClure V, Temple M. Risk Factors for Postoperative Hemorrhage Following Tonsillectomy (Factores de risco para hemorragia pós-operatória após amigdalectomia). *Laryngoscope. 2011 Feb;121(2):279- 88.*

46. Mowatt G, Cook JA, Fraser C, McKerrow WS, Burr JM. Systematic review of the safety of electrosurgery for tonsillectomy (Revisão sistemática da segurança da eletrocirurgia para amigdalectomia). Clin Otolaryngol. 2006 Apr;31(2):95-102.

47. Haddow K, Montague ML, Hussain SS. Hemorragia pós-tonsilectomia: ensaio clínico prospetivo, randomizado e controlado de dissecção a frio versus dissecção por diatermia bipolar. *J Laryngol Otol. 2006 Jun;120(6):450-4.*

48. Erickson BK, Larson DR, St Sauver JL, Meverden RA, Orvidas LJ. Changes in incidence and indications of tonsillectomy and adenotonsillectomy, 1970-2005 (Mudanças na incidência e indicações de amigdalectomia e adenotonsilectomia, 1970-2005). *Otolaryngol Head Neck Surg. 2009 Jun;140(6):894-901*

49. Senska G, Schroder H, Pütter C, Dost P. Redução significativa da hemorragia pós-amigdalectomia que requer cirurgia através da sutura dos pilares fauciais: Uma Análise Retrospetiva. *PLoS ONE.2012 Oct ; 7(10) : e47874.*

50. Abdulohsen EH, Yaseen AH. Hemostase com cirurgecel para amigdalectomia: Um estudo piloto. *Bas J Surg. 2009 Sept;15(2):69-71.*

51. Gallagher TQ, Wilcox L, McGuire E, Derkay CS.Análise dos factores associados a complicações importantes após adenotonsilectomia em 4776 doentes: Comparação de três *técnicas de* amigdalectomia. *Otolaryngol Head Neck Surg. 2010 Jun;142(6):886-92.*

52. Ragab SM. Seis anos de amigdalectomia de dissecção em adultos baseada em evidências com bisturi ultrassónico, electrocautério bipolar, radiofrequência bipolar ou dissecção de "aço frio". *J Laryngol Otol. 2012 Oct;126(10):1056-62.*

53. Dhiwakar M, Brown PM. As terapias adjuvantes da amigdalectomia são baseadas em

evidências?

J *Laryngol Otol. 2005 Aug;119(8):614-9.*

54. O'Reilly BJ, Black S, Fernandes J, Panesar J. O uso rotineiro de antibióticos justifica-se na amigdalectomia de adultos? *J Laryngol Otol. 2003 May;117(5):382-5.*

55. Thomsen J, Gower V. Terapias adjuvantes em crianças submetidas a adenotonsilectomia. *Laryngoscope. 2002 Aug;112(8 Pt 2 Suppl 100):32-4.*

56. Setabutr D, Patel H, Choby G, Carr MM. Predictive Factors of Prolonged Hospital Stay in Tonsillectomy Patients (Factores Preditivos de Internamento Hospitalar Prolongado em Pacientes com Amigdalectomia). *Eur Arch Otorhinolaryngol. 2013 May;270(6):1775-81.*

57. Pringle MB, Cosford E, Beasley P, Brightwell AP. Day-case tonsillectomy--is it appropriate? *Clin Otolaryngol Allied Sci. 1996 Dec; 21(6):504-11.*

58. Deitmer T, Neuwirth C. 105 casos de hemorragia pós-tonsilectomia revisitados. *Laryngorhinootologie. 2010 Jul;89(7):424-8.*

59. Blomgren K, Qvarnberg Y, Valtonen H. Patients' preferences for length of stay: valuable in day-case tonsillectomy *planning. Eur Arch Otorhinolaryngol. 2005 Nov; 262(11):943-5.*

60. Cohen D, Dor M. Morbidity and mortality of post-tonsillectomy bleeding: analysis of cases. *J Laryngol Otol. 2008 Jan;122(1):88-92.*

61. Safavi NA, Ali FB, Mohammad RF. Incidência de complicações de amigdalectomia. Um estudo de 10 anos de 4042 casos. *Tanaffos 2004; 3(11):65-6*

62. Wei JL, Beatty CW, Gustafson RO. Avaliação da hemorragia pós-tonsilectomia e factores de risco. *Otolaryngology Head and Neck surgery.2000 Sep; 123(3):229-35.*

63. Ranjt S, Brett RH, Lu PK.Aw CY.The incidence and management of postonsillectomy hemorrhage : a Singaporean experience. *Singapore Med J.1999 Oct ; 40(10) :622-6.*

64. Ali RB, Smyth D, Kane R, Donnelly M.Ali RB. Hemorragia pós-tonsilectomia: uma experiência num hospital regional. *Ir J Med Sci. 2008 Dec;177(4):297-301*

65.   St Charles CS et al. A comparison of ibuprofen versus acetaminophen with codeine in the young tonsillectomy patient. *Otolaryngol Head Neck Surg. 1997 Jul; 117(1):76-82.*

66.   Wiatrak BJ, Myer CM 3rd, Andrews TM. Complicações da adenotonsilectomia em crianças com menos de 3 anos de idade. *Am J Otolaryngol. 1991 May-Jun;12(3):170-2.*

67.   Spencer DJ, Jones JE. Complicações da adenotonsilectomia em pacientes com menos de 3 anos. *Arch Otolaryngol Head Neck Surg. 2012 Apr; 138(4):335-9.*

68.   Sarny S, Ossimitz G, Habermann W, Stammberger H. Hemorragia após cirurgia das amígdalas: um estudo prospetivo multicêntrico. *Laryngoscope. 2011 Dec; 121(12):2553-60.*

69.   Hashmi MA, Ahmed A, Aslam S, Mubeen M. Posttonsillectomy pain and vomiting: Papel dos esteróides pré-operatórios. *J Coll Physicians Surg Pak. 2012 Aug;22(8):505-9.*

70.   Walner DL, Karas A.Standardization of reporting posttonsillectomy bleeding (Padronização da notificação de sangramento pós-tonsilectomia). *Ann Otol Rhinol Laryngol.2013 Apr; 122(4) :277-82.*

APÊNDICES

Appendix I   : Formulário de recolha de dados

<u>AVALIAÇÃO DAS COMPLICAÇÕES DA ADENOTONSILECTOMIA EM HOSPITAIS DE REFERÊNCIA DO RUANDA</u>

<u>Formulário de recolha de dados</u>

1.   Identificação do doente Código do doente (ID) ....

Idade

Sexo: Masculino <u>II</u> Feminino <u>I I</u> Hospital......................................

2.   Tipo de operação: Tonsilectomia |__|__|

Adenotonsilectomia |__|__|

3.   Indicações para amigdalectomia/adenotonsilectomia Distúrbios respiratórios do sono |

_____|

Dor de garganta/tonsilite   recorrenteII

Abcesso peritonsilar recorrente |__|__|

Hipertrofia adeno-tonsilar associada

*   Otite média com efusão   I -- 1

*   Otite média aguda recorrente   I -- 1

Não aplicável |__|__|

4.   Indicações pouco frequentes

Adeno/amigdalite crónica associada a

*   HalitoseI   1

*   Dor de garganta   persistenteII

*   Adenite cervical sensível   <u>II</u>

Hipertrofia adeno-tonsilar associada a

*   Sinusite crónicaI   1

*   Disfagia   '   '

*   Anomalias da fala   '---'

Não aplicávelI   1

5.   Técnica de amigdalectomia: Dissecção em aço frio   _____II

Dissecação de aço frio + laço |__1

Fórceps de diatermia monopolar |__|

Fórceps de diatermia bipolar |__|

Outros...

6.   Técnica de adenoidectomia: Adenótomo   _II

Curetagem   afiadaII

Curvatura sem corte   _II

Outros..

Não aplicável |__|

7.   Hemóstase para amigdalectomia Compressas de pressão |____1

Ligadura/amarração de sutura |__1

Diatermia monopolar | -- 1

Diatermia bipolar |__|

Embalagem de pressão + ligadura de sutura/amarras |__|

Embalagem de pressão + diatermia bipolar   _II

Embalagem e sutura de pilares |__|

Outros...

8. Hemostase para adenoidectomia

Embalagem de pressão |__|

Diatermia bipolar |__|

Outros...

Não aplicável   I_I

9. qualificação do operador

Médico assistente |__|

Residente Júnior |__|__|

Residente sénior |__|__|

Cirurgião otorrinolaringologista |__|__|

10. Utilização intra-operatória de esteróides Qual delas...

11. duração do funcionamento (em minutos)...

12. Complicações intra-operatórias:

Deslocação de dentes soltos __II

Deslocação da articulação da MT |__|__|

Extubação acidental |__|__|

Laringoespasmo |__|__|

Hemorragia intra-operatória |__|__|

Queimaduras __II

Outro (preciso): ....

Nenhum II

13. Perda de sangue estimada no intra-operatório

- Sangue colhido por sucção para um recipiente (em LM):...

[Nota: se a irrigação for feita com soro fisiológico normal, subtrair a quantidade de soro fisiológico utilizada].

- Número de pequenas gazes ensopadas de sangue: ....

14. Gestão das complicações intra-operatórias

Laringoscopia direta __II

Broncoscopia I----1

Reintubação |-1

Transfusão __II

Outros...

Não aplicável __II

15. Complicações pós-operatórias imediatas (recuperação até ≤24 horas)

Vómitos   I---1

Ingestão oral deficiente |-1

Otalgia referida |_|

Obstrução das vias aéreas   __II

Edema pulmonar | -1

π   □

Febre Hemorragia pós-operatória   __II

Outros (precisar) ....

Nenhum   __II

16.   Causa da obstrução das vias aéreas (se houver) Edema|____|

Coágulos sanguíneos   __II

Pacote esquecido   __II

Outros...

Não aplicável |_|

17.   Tratamento da complicação imediata (caso exista) Conservador   II

Regresso ao teatro | -- 1

Admissão na UCI   II

Outros (a prensar)...

Não aplicável   __II

18.   Antibioterapia pós-operatória Sim|________|Não|___|

Em caso afirmativo, que ATB...

19.   Classificação da dor pós-operatória:

Ligeiro (1-3/10)   I---1

Moderado (4-6/10) |___|

Grave (7-10/10) |___|

20.   Gestão da dor pós-operatória

Paracetamol |___|

AINEs |_|

Paracetamol + AINEs |_|

Opióide |_|

Outros..

21.   Dieta pós-operatória antes das 24 horas

Sumo________________________________ |_|

Leite frio |_|

Sumo + leite frio | |

Gelado |_|

Outros..

22.   Duração do internamento hospitalar pós-operatório (em horas)..............

23.   Primeira consulta pós-operatória. a) Quantos dias de pós-operatório......................

b) Raison

-     Consulta de rotina (2 semanas de pós-operatório) ___ |_|

-     Complicação intermédia   ___ |_|

-     Outras razões ....

24.   Se visita pós-operatória de rotina (2 semanas pós-operatórias) Alguma queixa? Sim |_| Não |_|

Se sim, qual...

25.   Complicações intermédias (de 24h a 2 semanas)

Hemorragia secundária

Febre

Má oral na tomada

Desidratação

Perda de audição

Outros...

Nenhum

26.   Tratamento das complicações intermédias

Tratamento médico em ambulatório |__|__|

Readmissão na enfermaria |__|__|

Regresso ao teatro   _||_

Outros...

Não aplicável   _||_

Appendix II   FORMULÁRIO DE CONSENTIMENTO

<u>FORMULÁRIO DE CONSENTIMENTO</u>

I   confirmo que ...... o objetivo deste estudo e a minha

foram-me bem explicados pelo Dr. ....

Concordo com as condições explicadas e dou o meu consentimento para ser incluído ou para quem

está   a meu cargo em virtude de

ser menor de idade ou não poder dar o seu consentimento.

Nomes dos participantes/participantes ....

Assinatura Data ..../........./.........

Nome da testemunha ....

Assinatura ....Data...../........./..............

Nomes dos investigadores ....

Assinatura do investigador Data ..../.../............

<u>IBISOBANURO NO KWEMERA UBUSHAKASHATSI (versão em kinyarwanda)</u>

<u>Kwemera kwinjira mu bushakashatsi ku bushake</u>

Njyewe .... ,   (imyaka............)

nemeye ko nahawe ibisobanuro birambuye na Dr ....kuri

ubu bushakashatsi mpabwa n'umwanya wo gusobanuza. Mu gusinya, nemeye kubushake bwanjye

ntagahato ko ubu bushakashatsi bunkorerwaho/bukorerwa kuri (imyaka.........)   mpagarariye.

(Isano..)

Amazina y'utanze uburenganzira/Umuhagarariye ....

Umukono........itariki../.................../ ....

Amazina y'ukora ubushakashatsi/Umuhagarariye ....

Umukono........itariki...42................./.................../ ....

Amazina y'undi wabibonye:...

Umukono........itariki.../ ...... /..................

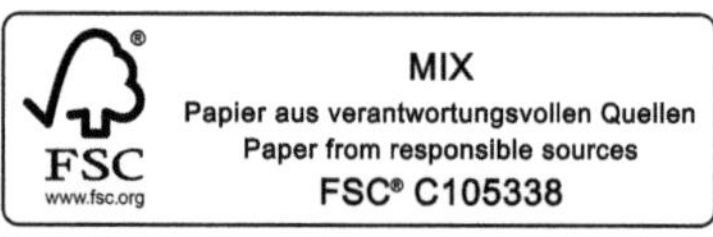

Printed by Books on Demand GmbH, Norderstedt / Germany